中国医学临床百家

冯凤芝 /著

葡萄胎

冯凤芝 2017 观点

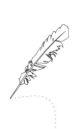

U0302115

科学技术文献出版社
SCIENTIFIC AND TECHNICAL DOCUMENTATION PRESS

·北京·

图书在版编目（CIP）数据

葡萄胎冯凤芝2017观点 / 冯凤芝著. —北京：科学技术文献出版社，2017.3
（2019.1重印）
ISBN 978-7-5189-2387-8

Ⅰ.①葡… Ⅱ.①冯… Ⅲ.①葡萄胎—研究 Ⅳ.① R737.33

中国版本图书馆 CIP 数据核字（2017）第 034730 号

葡萄胎冯凤芝2017观点

策划编辑：蔡 霞 责任编辑：巨娟梅 蔡 霞 责任校对：张吲哚 责任出版：张志平

出 版 者	科学技术文献出版社	
地 址	北京市复兴路15号 邮编 100038	
编 务 部	（010）58882938，58882087（传真）	
发 行 部	（010）58882868，58882870（传真）	
邮 购 部	（010）58882873	
官 方 网 址	www.stdp.com.cn	
发 行 者	科学技术文献出版社发行 全国各地新华书店经销	
印 刷 者	北京虎彩文化传播有限公司	
版 次	2017 年 3 月第 1 版 2019 年 1 月第 4 次印刷	
开 本	710×1000 1/16	
字 数	43千	
印 张	5.5	
书 号	ISBN 978-7-5189-2387-8	
定 价	58.00元	

序
Foreword

韩启德

　　欧洲文艺复兴后，以维萨利发表《人体构造》为标志，现代医学不断发展，特别是从19世纪末开始，随着科学技术成果大量应用于医学，现代医学发展日新月异，发生了根本性的变化。

　　在过去的一个世纪里，我国现代化进程加快，现代医学也急起直追。但由于启程晚，经济社会发展落后，在相当长的时期里，我国的现代医学远远落后于发达国家。记得20世纪50年代，我虽然生活在上海这个最发达的城市里，但是母亲做子宫切除术还要到全市最高级的医院才能完成；我患猩红热继发严重风湿性心包炎，只在最严重昏迷时用过一点青霉素。20世纪60～70年代，我从上海第一医学院毕业后到陕西农村基层工作，在很多时候还只能靠"一根针，一把草"治病。但是改革开放仅仅30多年，我国现代医学的发展水平已经接近发达国家。可以说，世界上所有先进的诊疗方法，中国的医生都能做，有的还做得更好。更为可喜的是，近年来我国医学界开始取得越来越多的原创性成果，在某些点上已经处于世界领先地位。中国医生已经不再盲从发达国家的疾病诊疗指南，而能根据我们自己的经验和发现，根据我国自己的实际情况制定临床标准和规范。我们越来越有自己的东西了。

要把我们"自己的东西"扩展开来，要获得越来越多"自己的东西"，就必须加强学术交流。我们一直非常重视与国外的学术交流，第一时间掌握国外学术动向，越来越多地参与国际学术会议，有了"自己的东西"也总是要在国外著名刊物去发表。但与此同时，我们更需要重视国内的学术交流，第一时间把自己的创新成果和可贵的经验传播给国内同行，不仅为加强学术互动，促进学术发展，更为学术成果的推广和应用，推动我国医学事业发展。

　　我国医学发展很不平衡，经济发达地区与落后地区之间差别巨大，先进医疗技术往往只有在大城市、大医院才能开展。在这种情况下，更需要采取有效方式，把现代医学的最新进展以及我国自己的研究成果和先进经验广泛传播开去。

　　基于以上考虑，科学技术文献出版社精心策划出版《中国医学临床百家》丛书。每本书涵盖一种或一类疾病，由该疾病领域领军专家撰写，重点介绍学术发展历史和最新研究进展，并提供具体临床实践指导。临床疾病上千种，丛书拟以每年百种以上规模持续出版，高时效性地整体展示我国临床研究和实践的最高水平，不能不说是一个重大和艰难的任务。

　　我浏览了丛书中已经完稿的几本书，感觉都写得很好，既全面阐述有关疾病的基本知识及其来龙去脉，又介绍疾病的最新进展，包括笔者本人及其团队的创新性观点和临床经验，学风严谨，内容深入浅出。相信每一本都保持这样质量的书定会受到医学界的欢迎，成为我国又一项成功的优秀出版工程。

　　《中国医学临床百家》丛书出版工程的启动，是我国现代医学百年进步的标志，也必将对我国临床医学发展起到积极的推动作用。衷心希望《中国医学临床百家》丛书的出版取得圆满成功！

　　是为序。

作者简介
Author introduction

　　冯凤芝，医学博士，教授，北京协和医院主任医师，博士研究生导师。兼任中国妇幼保健协会妇科内分泌专业委员会常务委员，生殖健康中国行大型公益活动顾问专家，《现代妇产科进展》等多个妇产科专业杂志的审稿专家，《宋鸿钊滋养细胞肿瘤学》副主编，主译医学著作3部，参与编写及翻译医学著作十余部。

　　在北京协和医院妇产科临床一线工作至今二十余年，曾获北京协和医院医疗成果奖、科研成果奖和优秀教师奖，中华医学奖，全国妇产科中青年优秀论文一等奖；负责和参与多项国家级、省部级和北京协和医院的研究课题；在国内外期刊上发表学术论文达百余篇。

　　研究方向主攻妇科肿瘤，擅长妇科恶性肿瘤的手术治疗和化疗，对滋养细胞肿瘤的诊断、鉴别诊断及化疗有丰富的临床经验。曾多次受邀前往全国各地讲学，致力于推广妊娠滋养细胞肿瘤的诊断和规范化治疗。

前 言
Preface

葡萄架上爬满了茂密的绿色枝叶，枝叶中挂着一串串色彩不一的葡萄，阳光透过枝叶，斑驳地照耀在这些葡萄上，发出五颜六色的光。这时的葡萄，有的像一颗颗碧玉似的翡翠，晶莹剔透，有的又活像颗颗巨大的紫色珍珠，璀璨夺目。看到这些描写葡萄的词句，不禁让人垂涎三尺、迫不及待。

葡萄有很多种颜色，有玫瑰红色、紫色、暗红色、浅绿色等，唯独没有黄色！

是的，普通人看不到黄色的"葡萄"，只有少数有"特权"的人才能看到，那就是妇产科医生。

然而妇产科医生见到的黄色"葡萄"并不是真正的葡萄，而是"葡萄胎"。葡萄胎是一种以滋养细胞异常增生，绒毛间质水肿为特征的良性妊娠滋养细胞疾病，因刮出物酷似葡萄，故称葡萄胎。

葡萄胎可不像真正的葡萄惹人喜爱，如处理不当，也会危及患者的生命！所以规范的处理好每一位患者，是我们的责任。

目前市面上专门介绍葡萄胎的著作并不多，本书全面地介绍了葡萄胎的病因病理、发生发展、诊断、治疗和随访，是不可多得的全面阐述葡萄胎的书籍。

目前随着 B 型超声的普及，葡萄胎的诊断并不困难。难的是葡萄胎的规范处理和随访。清宫术后随访过程中可能会遇到各种问题，每个个体病情千变万化，如为何某一患者清宫术后人绒毛膜促性腺激素（human chorionic gonadotrophin，hCG）有下降，但是就是不能降到正常，该不该上化疗呢？这样类似的问题都会给临床医生造成很大的困惑，认真读完本书，相信大多数困惑可以迎刃而解。

冯凤芝

目 录
Contents

葡萄胎分类及发病机制

1. 葡萄胎分为完全性葡萄胎和部分性葡萄胎，尽管本身良性，但是一种癌前病变

葡萄胎（hydatidiform mole，HM）妊娠是一种以滋养细胞异常增生、绒毛间质水肿为特征的良性妊娠滋养细胞疾病（gestational trophoblastic disease，GTD），分为完全性葡萄胎（complete hydatidiform mole，CHM）及部分性葡萄胎（partial hydatidiform mole，PHM），两者在染色体核型、组织病理学上的大体和镜下观以及临床表现和结果等方面都有所不同。尽管葡萄胎本身是一种良性疾病，但它是一种癌前病变，可以发展为恶性滋养细胞肿瘤。CHM 多见，通常产生较高的血清 hCG，其进展为恶性的风险明显高于 PHM。在 CHM 中有 15% ～ 29% 会发生恶变，PHM 中有 0.5% ～ 5% 会发生恶变，进展为绒毛膜癌的风险分别为 2% ～ 3% 和＜ 0.5%。

2. 父源性基因组成分过多是基本的遗传病因学

葡萄胎妊娠有过多的父系染色体。一般来说父源性基因更多地控制胎盘生长，而母源性基因则更多地控制胎儿生长，这样可以防御滋养层疾病发生。因此，母源性基因缺失和父源性基因过度表达是滋养细胞增殖的原因。

CHM 是由于丢失遗传物质的卵母细胞先后与 2 个精子或 1 个经自身复制为 2 倍体的精子受精而成。因此，CHM 只包含父系 DNA，最常见的核型为 46，XX。这是由"空"卵（即缺乏母系染色体或母系染色体失活）与单倍体精子受精造成的，该精子随后经自身复制为 2 倍体（没有 46，YY 核型的葡萄胎，因为这种核型是致死性的）。少数（3% ~ 13%）CHM 具有 46，XY 染色体组，这被认为是"空"卵与 2 个精子受精的结果。少数 CHM 虽然是 46，XX 核型，却是由"空"卵与 2 个精子受精而来。由于 CHM 的细胞核完全是父源性基因，所以它实际上是母体中的一个父系异体移植物。同时，也会出现非整倍体葡萄胎，罕见的 4 倍体 CHM 也有过报道。但有研究表明，杂合子葡萄胎（源于 2 个精子）和纯合子葡萄胎（源于 1 个经自身复制为 2 倍体 DNA 的精子）的恶变潜能不同，杂合子葡萄胎更容易发生恶变。

罕见情况下，CHM 为双亲来源并与一种常染色体隐性遗传疾病相关，这种疾病容易发生葡萄胎妊娠。这些患者常常反复发生葡萄胎，可能是由于基因组印记的调节异常造成了这种缺陷，有些病例与染色体 19q13.4 上 1.1MB 区域的突变相关。例如，双亲来源 CHM 女性患者，其 *CDKN1C*（母系表达的印记基因）的产物 *p57Kip2* 呈显著低表达。与均来源于父系的 CHM 的女性患者相比，双亲来源 CHM 的女性患者复发的风险非常高，且进展为持续性滋养细胞疾病的风险也有所升高。一项病例系列研究，其纳入了 37 例家族性重复性葡萄胎女性患者的 152 次妊娠，发现 CHM 和 PHM 的发生率分别为 74% 和 4%，正常妊娠仅占 5%，其余被描述为自然流产，占 17%。这些患者通常需要卵子捐赠才能生产活胎。

PHM 在核型上不同于 CHM，它是由 1 个卵母细胞和 2 个精子受精而成，形成父系 DNA 和母系 DNA 含量比例为 2 ∶ 1 的 3 倍体。PHM 通常（约 90%）为三倍体（69，XXX、69，XXY，罕见 69，XYY），这是因为 1 个卵子（含有 1 套母系单倍染色体）与 2 个精子（含有 2 套父系单倍染色体）受精而成。尽管流式细胞仪检查已显示其余 10%PHM 中存在其他多种不同核型，但 PHM 的胎儿或胚胎组织最常见具有三倍体核型。

葡萄胎流行病学及发病危险因素

3. 葡萄胎的发病率有明显的地域性差异

流行病学研究显示，HM 的发生存在着明显的地域性差异。在欧美，HM 的发生率为 0.5‰ ～ 1.84‰次妊娠，而在中国、日本和东南亚国家，发病率为 1‰ ～ 13‰次妊娠。

这种差异的一个原因是：葡萄胎的流行病学数据受限于这种疾病的罕见性及作为妊娠事件数量的函数，而在人群中难以准确确定葡萄胎病例数，例如葡萄胎发病率在一些报告中被夸大，这是因为没有将患者在家或转诊中心外的大量分娩数计算在内。此外，饮食也与葡萄胎的发病相关。许多研究已证明，β- 胡萝卜素和动物性脂肪的摄入与葡萄胎的发生呈反向关系，这在一定程度上可解释葡萄胎发病的地域差异。

近年来，亚洲国家葡萄胎的发生率似乎在减少，这可能与经济状况、饮食习惯的改善以及出生率下降有关。

4. 葡萄胎的主要危险因素是极端的母亲年龄和既往葡萄胎病史

母亲年龄是最明确的葡萄胎危险因素。葡萄胎好发于生育年龄的两头，尤其是年龄 ≤ 15 岁和 > 35 岁的女性。与一般育龄期女性的葡萄胎风险相比，年龄 > 35 岁的女性中葡萄胎的发病风险增加 2 倍，> 40 岁女性发生葡萄胎风险增加 7.5 倍。但由于年轻妇女的妊娠次数多，所以大多数葡萄胎患者仍在 35 岁以下。父亲年龄似乎对葡萄胎的发生风险没有影响。

来自美国和英国的研究发现，有 1 次葡萄胎妊娠史的妇女再次妊娠时，发生葡萄胎的可能性约为 1% ～ 1.5%（约是普通人群的 10 ～ 15 倍）。有 2 次葡萄胎妊娠史的妇女，发生葡萄胎的可能性则高达 11% ～ 25%。在重复性葡萄胎中，葡萄胎妊娠的类型可能与前次相同，也可能不同，如 CHM 后还是 CHM，或 PHM 后为 CHM。

有自然流产或不孕史的妇女发生葡萄胎的风险也增加。有 2 次或以上自然流产史的妇女发生 CHM 和 PHM 的危险分别是没有流产史妇女的 3.1 倍和 1.9 倍。受孕困难或有不孕史的妇女发生葡萄胎的风险也有所增加。

其他与葡萄胎发病相关的可能危险因素包括：饮食习惯和

社会经济状况。尽管有研究发现母亲吸烟、血型、孕产次和口服避孕药的使用可能也与 HM 的发生有关，但这些风险增加并未得到证实，所以现在一般认为，上述诸因素与 HM 的发生无明确关系。

葡萄胎的临床表现

5. 葡萄胎的临床特点

葡萄胎患者通常会因为停经、妊娠试验阳性以及与早孕或早孕并发症相关的症状和体征就诊于产科或计划生育科，对于阴道出血、盆腔不适且妊娠试验阳性的女性临床医生通常怀疑为妊娠并发症，如先兆流产、难免流产或异位妊娠，只有血清 hCG 水平异常升高时才怀疑葡萄胎妊娠，只有在妊娠排出物病理检查后才得以诊断为葡萄胎妊娠。

多数情况下，特别是 PHM 时，患者常常被误诊为稽留流产或不全流产，只有病理检查子宫清除物时才诊断出 PHM。在一项 81 例 PHM 的研究中，在行清宫术之前，误诊为是不全流产者或难免流产者有 91%，如果妊娠排出物不进行病理组织学检查，就会漏诊掉绝大多数的葡萄胎，所以也不会对这些患者进行血清

hCG 监测，从而拖延滋养细胞肿瘤的诊断。因此，对于任何非活胎妊娠，在妊娠终止后都需将组织物送病理检查。

随着早孕期超声检查和血清 hCG 测定的广泛应用，葡萄胎的诊断越来越早，多数在早孕期即得以诊断，有些患者诊断时甚至没有任何症状。而过去所描述的一些典型的临床症状，如子宫异常增大、大的卵巢卵泡膜黄素化囊肿、妊娠剧吐等发生率已明显下降，某些特殊表现如早发型先兆子痫（妊娠 20 周之前）、甲状腺功能亢进以及呼吸窘迫等，现在已少见。尽管临床症状已有很大变化，但葡萄胎的恶变率并未减少，仍然在 CHM 中有 15% ～ 29% 和 PHM 中有 0.5% ～ 5% 会发生恶变。

6. 葡萄胎的常见症状

阴道出血、盆腔疼痛或压迫症状、子宫增大以及妊娠剧吐是葡萄胎常见的临床症状。但是，这些症状特异性并不强，早期妊娠也常见，所以当出现这些症状时，临床医生更多的情况下是首先考虑流产或异位妊娠，而不是葡萄胎妊娠。

（1）阴道出血

葡萄胎绒毛从下层蜕膜剥离导致阴道出血是葡萄胎最早和最常见的症状，少数无阴道出血史，主要是在人工流产中意外发现的极早期病例。出血量开始时一般均为小量，呈暗红色，逐渐增多，时出时止，反复发作，或连续不断。当葡萄胎快要自然排出时（常在妊娠 4 个月左右）可发生大出血，处理不及时会因大量失血而致患者休克甚至死亡。在排出的血液中，有时可见透明的葡萄样组织，如有发现对诊断会有很大帮助。葡萄胎自然排出率相关报道并不一致，主要和诊断时间有关，多数自然排出均发生在妊娠 4 个月以后。

如果停经后不久就出现阴道出血，则很难与其他妊娠相关性疾病的出血相区分，此时应该与自然流产或异位妊娠进行鉴别。此外，PHM 往往被误诊为稽留流产或不全流产，需病理学诊断来确诊。

（2）盆腔疼痛或压迫症状

与阴道出血类似，盆腔疼痛或压迫症状常见由增大的子宫和（或）增大的囊性卵巢引起，但不具有特异性。

（3）子宫增大

盆腔检查或超声检查会发现子宫增大，子宫大于相应的妊娠周期。但子宫增大也不具有特异性，很可能由其他原因引起，如孕周估计不准、多胎妊娠或子宫肌瘤。

尽管 CHM 没有胎儿，但大量的葡萄胎组织和宫腔内积血常导致子宫增大，通常与血清 hCG 水平 > 10 万 mIU/ml 有关，因此子宫增大更可能见于 CHM。实际上，由于三倍体胚胎生长缓慢，PHM 的子宫可能会小于相应的孕周。

（4）妊娠剧吐

有研究报道约 8% 的葡萄胎患者有妊娠剧吐。与非葡萄胎妊娠相比，恶心、呕吐不仅出现的早，而且程度比较严重。然而，这些症状非特异，在正常妊娠尤其是多胎妊娠中，也会有较早较重的情况出现。

7. 葡萄胎的少见症状或晚期特点

在 CHM 中，与高水平血清 hCG 相关的并发症包括甲状腺功能亢进、卵巢卵泡膜黄素化囊肿和早发性先兆子痫。对于早孕期即诊断为 CHM，出现这些并发症的风险低，但在子宫＞ 14 ~ 16 孕周时，约 25% 的患者会出现这些并发症。而在 PHM 中，由于血清 hCG 水平通常较低，不太可能引起血清 hCG 刺激相关的并发症。

（1）甲状腺功能亢进

在孕周较大的葡萄胎中可能会出现临床甲状腺功能亢进。甲状腺功能亢进的产生需要血清 hCG 持续数周升高，且＞ 10 万 mIU/ml，临床表现为心动过速、皮肤潮湿和手指震颤，但很少眼部突出。当葡萄胎排出后，所有症状及检验指标迅速恢复正常。但在一些未治疗的甲状腺功能亢进患者中，麻醉诱导、清宫术等也可能引发甲状腺功能亢进危象。

据文献报道，既往的 CHM 病例中，有临床症状的甲状腺功能亢进的发生率约为 3% ～ 10%，仅有检验指标异常的甲状腺功能亢进则更为普遍。研究表明，甲状腺功能亢进的出现与较高的血清 hCG 水平、子宫异常增大相关。有研究结果表明，血清总 T3、T4 水平与血清 hCG 水平相关。但 Nagataki 等研究了 10 例葡萄胎患者血清 hCG 与游离 T4 水平的关系，发现其并无相关性。Amir 等在 47 例患者中也观察到类似的结果。

葡萄胎引起甲状腺功能亢进的因素，目前仍不甚明确，由于提纯的血清 hCG 亦仍有促甲状腺功能亢进的作用，由此推断，这可能与血清 hCG 和促甲状腺素（thyroid stimulating hormone, TSH）同属双链蛋白类激素且与其 α 链相关。

（2）卵巢卵泡膜黄素化囊肿

葡萄胎患者中卵巢卵泡膜黄素化囊肿的发生多认为与血清 hCG 水平高引起的卵巢过度刺激有关。卵巢卵泡膜黄素化囊肿多为双侧、多房，内含琥珀色或淡血性液体，直径通常为 6 ～ 12cm，也有超过 20cm 者。通过妇科检查或盆腔超声诊断，当子宫明显增大时，盆腔检查很难彻底检查，多需要辅助超声检查。在葡萄胎清除后的数周或数月囊肿多自然消退。

（3）早发性先兆子痫（妊娠 < 20 周）

葡萄胎患者易出现高血压、水肿、蛋白尿等先兆子痫的症状。既往报道，在 CHM 中，发生率为 12% ～ 27%，且多数出现在血清 hCG 水平高以及子宫异常增大的患者中，先兆子痫的发生则罕见。随着葡萄胎诊断时间的提前，先兆子痫的发生率也明显降低。由于正常妊娠很少在妊娠早期或中期出现妊娠高血压，因此如有发生，应考虑葡萄胎的可能。而葡萄胎一经排出，症状即迅速消失。

（4）贫血

由于长期流血，葡萄胎患者常见贫血。有的患者血红蛋白可低至 4 ～ 5g/dl 甚至更低。但也有学者认为这不仅是由于出血一个因素，还可能因葡萄胎迅速生长，大量消耗叶酸，从而影响了造血功能。此类情况，随着葡萄胎诊断时间的提前已少见。

（5）呼吸窘迫

呼吸困难通常出现在血清 hCG 水平高、子宫异常增大以及有巨大的卵巢卵泡膜黄素化囊肿的患者，葡萄胎组织造成肺栓塞也可能是造成呼吸窘迫的原因之一。

（6）广泛肺栓塞和急性心力衰竭

广泛肺栓塞和急性心力衰竭是葡萄胎中最危险的两种并发症，可致患者死亡。这两种情况常发生在葡萄胎尚未排出，子宫受到外界压力（如妇科检查、手术切除子宫等，更多的是用催产素引产）将葡萄胎组织挤入子宫壁血窦。葡萄胎组织从而随血运侵入肺动脉，形成瘤栓。一般情况下，如侵入量不大，则患者可无明显症状或仅有一些胸隐痛等。但如侵入量较大，有较多的瘤栓在肺动脉内形成，加之周围血管的痉挛，则肺循环受阻，患者可以出现急性右心扩大和急性右侧心力衰竭的症状，严重的可致患者死亡。如处理得当，亦有迅即恢复的，但如葡萄胎组织侵入肺动脉量极大，导致所有或大部分肺动脉均遭阻塞，则患者会出现立即死亡。随着葡萄胎诊断孕周的提前，这些情况已经罕见。

8. 有时可见发育不良的胚胎或完整活胎

一般地说，在 CHM 中，子宫内常找不到胎儿或羊膜，而在 PHM 中则常可见发育不良的胚胎或羊膜囊。然而葡萄胎亦可合并有完整胎儿，这种情况一般为双胎妊娠，一胎为葡萄胎，另一胎为正常胎儿。

9. 葡萄胎的良性转移问题

葡萄胎会发生阴道或肺转移（肺部有阴影），在葡萄胎排出后这些转移可以自然消失，不一定是恶性的表现。Novak 认为这是绒毛膜的游走性滋养细胞生理性转移，称"迁徙"或"生理性转移"。这类问题既往多按侵蚀性葡萄胎处理，予以化疗。随着 CT 等影像手段的应用，有些患者虽然肺 CT 出现单发或多发的转移结节，但血清 hCG 呈持续下降。对于这类患者，在患者知情同意的基础上，可不予化疗，进行严密的随诊。结果发现，随着血清 hCG 的下降，这些患者肺部的结节能够逐渐被吸收。有

12 例此类患者随诊 6 ～ 60 个月，均未发生恶变。因此，对于肺部出现转移小结节，血清 hCG 呈持续下降，但患者能按要求密切随诊，在获得知情同意的情况下，可以不予化疗。

葡萄胎恶性变的危险因素

10. 年龄较大和滋养细胞显著增生是发生恶性变的预测因素

实际临床应用中，目前一般认为，CHM 发生妊娠滋养细胞肿瘤（gestational trophoblastic neoplasia，GTN）的预测因素有：①血清 hCG 水平＞10 万 mIU/ml；②子宫明显增大；③卵巢卵泡膜黄素化囊肿＞6 cm；④年龄＞40 岁。前三项都是滋养细胞显著增生的征象。对于 PHM，还没有发现与 GTN 发生风险增加相关的临床因素。

据报道，＞40 岁的葡萄胎患者恶性变的发生率为 33%～37%，＞50 岁的葡萄胎患者恶性变的发生率为 56%。在有明显的卵巢卵泡膜黄素化囊肿的患者中恶变率为 49%。在有卵巢卵泡膜黄素化囊肿或子宫体积＞20 周的患者中，恶变率为 55%。子宫增长速度越快，恶变机会亦越大。在新英格兰滋养细胞疾病中心（new england trophoblastic disease center，NETDC），对比有高危因素（包括子宫异常增大、卵巢囊肿＞6cm、刮宫前血清 hCG 水平＞10 万 mIU/ml 及无高危因素等）的患者，高危组与非高危组的非转移性 GTN 的发生率分别为 31% 与 3.4%，转移性 GTN 的发生率分别为 8.8% 与 0.6%。应用同样的高危因素标准，Kim 等也得出类似的结果，高危组及非高危组的 GTN 的发生率分别为 47.7% 及 7.7%。有研究认为，重复性葡萄胎恶变的风险为单次葡萄胎的 3 ～ 4 倍。但对于家族性重复性葡萄胎的研究提示，其恶变率并无上升。

尽管临床资料分析发现了上述恶变的危险因素。但也有研究表明，即使在症状发生前就通过超声诊断使诊断孕周从原来的中孕早期提前到早孕期，葡萄胎的恶变率并没有减少，仍然在 CHM 中有 15% ～ 29% 和 PHM 中有 0.5% ～ 5% 会发生恶变。这说明，滋养层组织的恶变很可能与癌基因的激活和抑癌基因的失活相关。

葡萄胎诊断评估

11. 病史

详细询问所有妊娠的日期、持续时间以及患者的内科病史和手术史等。如果临床症状提示存在葡萄胎，则需要进行血清 hCG 的定量测定，若检查结果升高，则应该加行超声检查。正常宫内孕、异位妊娠和自然流产是最可能的诊断，如果它们被排除，则很有可能就是葡萄胎妊娠。一旦提示葡萄胎妊娠，就应该检查有无转移性病灶（如肺或阴道转移等）。

12. 体格检查

首先，进行全身体格检查，重点检查有可能发生转移的部位（如肺、肝和中枢神经系统的体征）。然后，进行全面的盆腔检查（在使用窥器检查时，应检查阴道是否存在转移）。对于阴道出血的患者，可以在使用窥器检查前，先触摸整个阴道壁以检查阴道内有无转移灶，然后再在窥器的暴露下仔细检查，因为按常规方法放置窥器，如果存在阴道转移病灶，质硬的窥器可能会导致阴道内转移灶的破裂及大量出血，使处理棘手。双合诊检查时可能发现子宫大于相应的停经天数，活动度好，但子宫增大也可出现在许多其他情况中，如正常妊娠、子宫肌瘤和其他子宫恶性肿瘤，因此需影像学检查来进行进一步的评估。双合诊检查也可能发现存在双侧附件肿块，这是由于血清 hCG 刺激引起的卵巢卵泡膜黄素化囊肿，单侧附件肿块多提示其他类型病症而非卵巢卵泡膜黄素化囊肿。

13. 实验室检查

（1）血清 hCG 测定

葡萄胎患者的血清 hCG 水平测定值常高于正常妊娠，但两者数值有交叉，特异性不高。正常妊娠中，血清 hCG 测定呈双峰曲线，至妊娠 70～80 天达到高峰，中位数多在 10 万 mIU/ml 左右，最高值可达 20 万 mIU/ml。达高峰后迅速下降，34 周时又略上升呈小高峰，至分娩后 3 周转为正常。增生的滋养细胞比正常的滋养细胞产生更多的血清 hCG，因此，葡萄胎患者的血清 hCG 测定值常远高于正常妊娠，而且持续较久。但是，由于血清 hCG 在葡萄胎和正常妊娠两者之间有交叉，故血清 hCG 作为葡萄胎特异标志物的价值有限。在临床发现可疑葡萄胎时，除应连续测定血清 hCG 外，还应结合临床表现及其他诊断方法，才能及时诊断。

一般情况下，CHM 中血清 hCG 水平通常在 10 万 mIU/ml 以上，而 PHM 中仅 10% 的患者在清宫术前血清 hCG 水平在 10 万 mIU/ml 以上。综上所述，如果血清 hCG 水平＞ 10 万 mIU/ml，应该进行超声检查以检查是否为葡萄胎妊娠。如果血清 hCG 水平＞ 10 万 mIU/ml，且超声检查发现是明确的正常单胎妊娠，一周后应重复血清 hCG 和超声检查，以排除正常胎儿和葡萄胎共存的双胎妊娠。

在临床实践中，如临床表现和超声检查都提示葡萄胎的可能，而血清 hCG 水平偏低或尿 hCG 阴性时，应该考虑可能存在血清 hCG 的 Hook 效应。Hook 效应是指血清 hCG 假性低水平或尿 hCG 假阴性表现。目前，尿和血清 hCG 检查是使用抗体直接对血清 β-hCG 进行免疫识别，两种抗体分别与 β 链的不同部分结合，形成"三明治"结构被检测，并表达为"阳性"。然而，当血清 hCG 水平过高时，使用的抗体达到饱和，出现血清 hCG 假性低水平或尿 hCG 假阴性的结果。若血清 hCG 检测值偏低或尿 hCG 阴性，但临床症状高度怀疑时，应在检测前先稀释血清，以避免 Hook 效应影响。

（2）血型和抗体筛查

应该进行 Rh 血型和抗体筛查，Rh（D）阴性的妊娠期流血患者应接受抗 D 免疫球蛋白注射。

（3）其他检查

应该进行针对某些并发症临床评估的检查，如先兆子痫或甲状腺功能亢进，这些并发症在早孕期的葡萄胎妊娠中已少见，但在中孕期的葡萄胎妊娠中发生率还是较高的。针对这些并发症，应该检查的项目包括（但不限于）全血细胞计数、肝肾功能、尿蛋白和甲状腺功能等检查。

14. 盆腔超声检查

如果怀疑葡萄胎，应该进行盆腔超声检查，最好进行经阴道超声检查。在正常妊娠中可见胎体和胎盘反射，呈半圆形或椭圆形光点图像，而在典型的 CHM 中，则见子宫内充满无数小的低回声及无回声区，而不见胎体和胎盘的图像，这种弥漫性的混合回声图像是由绒毛和子宫内血凝块产生的，形如雪花纷飞，又称之为"雪花征"（图 1）。无论纵行或横行检查，均呈雪片飘落的图像，即可与胎盘、胎体的半月形或椭圆形光点图像相区别。此外，通常还可见双侧的卵巢卵泡膜黄素化囊肿。因此，超声诊断的准确性较高。但是，有时超声检查并不能发现典型的葡萄胎妊娠征象，此时常常会提示为稽留流产。尽管超声检查时，血清

hCG 水平升高的程度可能有助于区别早期葡萄胎妊娠和稽留流产，但是确诊还是要依靠病理检查。

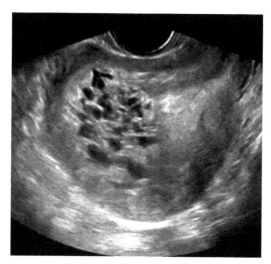

图1 完全性葡萄胎

PHM 也有典型的超声征象（图2），包括胎盘内灶性囊性改变妊娠囊的横切面直径和前后径比例失调（＞1.5），通常无卵巢卵泡膜黄素化囊肿，有时可见存活胎儿，只是常常生长受限。当超声像上两者都存在时，对于 PHM 诊断的准确率可达90%，尽管这些征象也并不十分有效。超声检查可能会将15%～60%的 PHM 误诊为稽留流产或不全流产。只有 PHM 有胎儿和羊水，所以当有胎儿存在时，鉴别 PHM 和双胎之一为 CHM（另一胎正常）尤其困难。

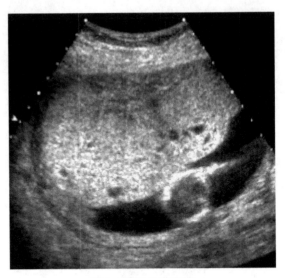

图 2　部分性葡萄胎

此外，还有一种极其少见的情况，即胎盘间充质发育不良，其超声检查图像同 PHM，会发现胎盘内呈多个囊性变，同时可见胎儿正常、胎儿过度生长或宫内迟缓。由于此病的胎儿核型多正常，无滋养细胞的异常增生，不必要进行妊娠终止，所以当发现有活的胎儿存在时，还应该想到此种可能，必要的情况下，进行羊水穿刺鉴定胎儿核型，或者结合血清 hCG 水平排除葡萄胎的情况，因葡萄胎患者的血清 hCG 水平多升高。

15. 胸片检查

葡萄胎患者出现肺部症状（如呼吸困难或胸痛时），应该进行胸部 X 线检查，在条件许可的情况下，还可以进行肺部 CT 检查，约 40% 的胸片阴性患者会在肺部 CT 检查中发现微小转移灶。鉴于肺部 CT 的敏感性较高，能发现微小病灶（但微小病灶不一定是转移灶），因此有研究建议＜ 4mm 的孤立病灶不认为是转移灶。另外，胸部 CT 扫描中的微转移灶似乎对结果并无影响，也不认为是化疗耐药的危险因素，但 CT 的检查结果对治疗方案的建立通常的确有帮助。

16. 清宫术

清宫术通常用于阴道出血且血清 hCG 水平升高的患者，以确定是葡萄胎妊娠还是妊娠物残留。如果是葡萄胎妊娠，清宫术不仅有诊断价值，而且也有治疗作用，大部分患者单纯通过清宫术即可治愈。

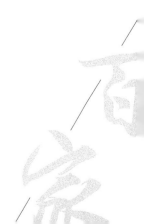

葡萄胎妊娠的诊断和鉴别诊断

17. 葡萄胎妊娠的诊断

确诊依据妊娠组织物的病理检查，根据组织病理、核型（CHM 是二倍体，PHM 是三倍体）以及是否存在胎儿成分（胎儿成分仅存在 PHM 中）区分是 CHM 还是 PHM。

CHM 和 PHM 的大体所见不同，CHM 患者宫腔内充满大小不等的水泡，水泡小者 2～3mm，大者可达 1～2cm，水泡间有细蒂连接成串，形似未成熟的葡萄。PHM 患者除了不等量的水泡外，尚可见到正常的绒毛，还可见到胚胎组织（如胚胎、脐带或羊膜囊等）。

HM 的镜下特点为绒毛因间质水肿空泡变而肿大，间质血管稀少或消失以及滋养细胞不同程度的增生。异常妊娠中绒毛水肿样变，包括水肿性流产（hydropic abortions，HA）、PHM 及

CHM，有时对三者的诊断完全依据其组织学形态，存在很大主观性，原因在于：早期的葡萄胎有时缺乏典型的形态学特点，有时可能错诊断为 PHM 或非葡萄胎 HA。而 CHM、PHM 和 HA 之间的区别又很重要，因为 PHM 和 CHM 具有发展为恶性变的危险，而 HA 不会。另外，CHM 和 PHM 的区别也很重要，因 CHM 有较高的恶变率，而 PHM 恶变率较低。因此，正确区分对临床治疗及疾病预后有很大指导意义。此时，常需要通过免疫组化染色和染色体倍性评估才能明确诊断出 CHM 和 PHM 或非葡萄胎 HA。

CHM 的染色体均为父系来源，少数为 46，XY 核型，通常为 46，XX 核型；PHM 通常为三倍体核型（69 条染色体），多余的单倍染色体通常来自父亲。由于 *p57* 或 *PHLDA2* 是父亲印记、母亲表达的基因产物，因此对绒毛间质和细胞滋养层细胞进行免疫染色，在 CHM 中，这些细胞不表达 *p57* 或 *PHLDA2* 的基因产物，而在包括 PHM 在内的所有其他的妊娠，都具有上述基因产物的特征。由此可见，CHM 为双倍体和 *p57* 或 *PHLDA2* 阴性，HA 为双倍体且 *p57* 或 *PHLDA2* 阳性，PHM 为三倍体且 *p57* 或 *PHLDA2* 阳性。因此有助于鉴别诊断（表 1）。

表1 完全性葡萄胎、部分性葡萄胎、水肿性流产的组织和遗传学特点

	完全性葡萄胎（CHM）	部分性葡萄胎（PHM）	水肿性流产（HA）
染色体核型	二倍体	三倍体	双亲二倍体
进展为GTN	15%～29%	0.5%～5%	—
病理	弥漫型绒毛水肿	水肿绒毛更小，数目更少	绒毛间质轻度水肿
组织细胞	水肿绒毛间质内中央池形成，环以明显增生的滋养细胞	水肿绒毛轮廓不规则，扇贝样，滋养细胞增生不如CHM明显	滋养细胞增生不明显
胎儿有核红细胞	不见	可见	可见
父系或母系来源	由父系的DNA组成	含母系DNA	含母系DNA
P57	阴性	阳性	阳性

18. 葡萄胎妊娠的鉴别诊断

葡萄胎妊娠的鉴别诊断包括非葡萄胎妊娠（如宫内孕、异位妊娠、具有水肿绒毛的自然流产），在非葡萄胎妊娠期间，典型的血清hCG水平高可能因多胎妊娠所致。在自然流产或稽留流产中，绒毛会变性，发生水肿变化，因此看起来像葡萄胎。但是这些水肿绒毛不伴有滋养细胞增生，此特征可用于区分葡萄胎妊娠和非葡萄胎HA。任何非活胎妊娠中都可能出现绒毛水肿，在妊娠物的肉眼检查中有时会发现绒毛水肿，因此，为明确诊断，任何非活胎妊娠的组织物都应送病理检查。

葡萄胎处理前评估

19. 全身一般情况的评估、血清 hCG 水平的测定和超声检查是主要项目

葡萄胎的处理应包括葡萄胎组织的清除、并发症的处理及恶性变的预防等多方面。在处理之前应做详细的体检，包括盆腔检查、血清 β-hCG 水平的测定、超声检查和胸片检查等，进行全身的体格检查和相应的血生化指标检查，以了解身体有无贫血、感染、甲状腺功能亢进、妊娠高血压综合征等情况。

葡萄胎的处理

20. 负压吸引刮宫术是主要的治疗方法

葡萄胎一经确诊，应尽快予以清除，清除葡萄胎时，应注意预防出血过多及穿孔和感染的发生，并应尽可能减少以后恶性变的机会。目前均采用吸刮宫的方法，先吸后刮，其优点手术时间短、出血量少、也较少发生手术穿孔等危险，相对比较安全。

在吸宫之前，应详细了解患者的一般情况及生命体征，如果合并重度妊娠高血压综合征或心力衰竭的患者，应先对症处理，待病情平稳后，再予清宫术；同时可行阴拭子培养，一旦发生感染可选择有效抗生素。

吸宫时的操作和处理流产时一样，但由于葡萄胎子宫极软，易发生穿孔，故在吸宫时，最好在超声监测下进行，并且手术操作要轻。先充分扩张宫颈管，从小号依次扩至 8 号半以上，避免颈管过紧操作，但在扩张宫颈的过程中，常会遇到快速的子宫出血，一旦吸宫已开始，出血通常明显减慢，大出血总是自限性的，不必惊恐。吸管宜尽量选用大号，以免吸出物堵住管腔而影响操作。刚开始吸宫时，不必要探测到宫底，只要吸管在宫颈管内口以上即可，应用真空负压，将水肿的组织物吸入吸管，待组织物基本吸净后，子宫会收缩，宫壁较厚而坚实，此时再吸宫底和双侧宫角时不容易穿孔。吸宫时，如组织物很多，一般先用卵圆钳伸入宫腔将大部分葡萄胎组织钳出，然后再行全面吸宫，这样可缩短手术时间，减少出血量。为预防术中发生大出血的情况，术前应做好输血准备。

出血多时，可在腹部用手按摩宫底以刺激子宫收缩，也可予催产素静脉注射，但应在宫口已扩大时进行，不宜在手术开始前使用或用于引产，以免宫口未开而子宫收缩将葡萄胎组织挤入宫壁血窦内向肺播散，形成急性广泛性肺动脉栓塞或急性肺源性心脏病。另外，由于 RhD 因子在滋养细胞中表达，Rh 阴性患者在清宫时应注射 Rh 免疫球蛋白。

清宫术后 1 周复查超声和血清 hCG，如果怀疑有残存葡萄胎，需行第 2 次清宫术。第 2 次清宫术时，为避免再次残留，建议在超声下进行，最好是在宫腔镜直视下进行。如果超声检查提示残存葡萄胎位于宫角，必要时需要在腹腔镜监视下进行以避免子宫穿孔，如发生穿孔可以在腹腔镜下给予及时修补。

21. 单纯药物流产有争议，中孕期葡萄胎可试用药物引产

对于葡萄胎，建议用吸宫术清除宫腔组织物，不建议进行药物流产。几乎无研究评估单纯药物（米索前列醇、米非司酮、催产素）流产的有效性和安全性，原因是这些药物引起子宫收缩，担心子宫收缩后会增加滋养细胞通过静脉系统栓塞到肺或发生转移的风险。此外，药物流产很难得到完整的组织标本用于病理检查以区分是 CHM 还是 PHM，而且有较高的不完全流产风险，可能有更多的患者需要后续化疗。但是，中孕期的 PHM 可考虑进行药物引产，因为清宫术时胎儿部分会造成吸管堵塞。

22. 子宫切除术是清宫术的一种替代方法，通常不作为首选

若患者无生育要求，为避免出血和预防恶性变，子宫切除术是清宫术的一种替代方法。但葡萄胎在子宫内不先排出，而直接进行子宫切除，手术中极易促使葡萄胎组织进入血窦而引起急性肺栓塞或肺转移。此外，尽管子宫切除消除了子宫肌层局部浸润的风险，但是由于存在疾病转移的可能性，切除子宫并不能预防转移，子宫切除后 GTN 风险仍然为 3% ～ 5%，仍需要进行血清 hCG 的密切随访。因此，一般不主张直接进行子宫切除术。如果

患者年龄大且要求手术，宜在清宫术后血清 hCG 下降至低水平后再进行手术，术中发现存在卵巢卵泡膜黄素化囊肿，可进行囊肿穿刺引流。

此外，如果在葡萄胎清宫术过程中突然出现急性大出血，如患者无生育要求，也可以进行子宫切除术。当然，为处理急性大出血，也可以进行子宫动脉栓塞，多能获得成功，少部分栓塞无效者，仍需要手术治疗。

23. 尚无有力证据支持预防性化疗

大多数葡萄胎可经清宫术治愈，但仍有部分患者可发展为恶性病变。近年来，由于诊断技术的进步，葡萄胎的确诊及治疗时间已有了明显缩短，但恶变率并没有降低。

自从证明化学药物对滋养细胞肿瘤有特殊的疗效后，很多医生开始采用化学药物以预防恶变，但葡萄胎患者是否应进行预防性化疗，仍有不同的观点。Kim 等进行的前瞻性随机研究认为，对有恶变高危因素的葡萄胎患者进行预防性化疗，恶变的发生率可从 47% 降至 14%，但预防性化疗并不能降低低危患者的恶变率。目前公认的葡萄胎恶变的高危因素为：①年龄 > 40 岁；②子宫明显 > 停经月份；③血清 hCG > 10 万 mIU/ml；④卵巢卵泡膜黄素化囊肿直径 > 6cm；⑤重复性葡萄胎患者。但是，由于药物均有一定毒性，且需要一定费用。因此，建议只针对难以随诊或血清 hCG 测定不能保证准确的高危患者，才需要进行预防性化疗。因为高危患者恶变概率只有 50% 左右，如对高危患者都进行预防性化疗，势必会使另外 50% 不发生恶变的患者遭受化疗之苦；预防性化疗会造成一定程度的化疗耐药，使治愈需要更大化疗剂量或更多化疗程数。因此，只要有条件进行密切随诊，可以不进行预防性化疗，预防性化疗应限制在不能进行严格随访的患者。

如果进行预防性化疗，化疗方案以单药方案为宜，可选用放线菌素 -D（Act-D）、甲氨蝶呤（MTX）、5- 氟尿嘧啶（5-FU）或依托泊苷（VP-16），用药剂量和方法与正规化疗相同。化疗尽可能在清宫术前 1～2 天或当天开始，如一疗程后血清 hCG 尚未恢复正常，应重复化疗至完全正常为止，不需要巩固化疗。

常用单药化疗方案如下：

Act-D 单药化疗方案：① 5 天方案：500μg/d×5d 或 10μg/（kg·d）×5d，静脉注射，休息 9 天，第 15 天开始下一疗程。②单次大剂量方案：1.25 mg/m^2（最大量 2mg），静脉注射，每 14 天重复一次。目前多建议选择单次大剂量方案。

MTX 单药化疗方案：① MTX-CVF 8 天方案：每 2 周一疗程。具体用法为 MTX 1mg/（kg·d）（也可 50mg/d），第 1 天、第 3 天、第 5 天、第 7 天肌内注射；CVF，0.1mg/（kg·d），第 2 天、第 4 天、第 6 天、第 8 天肌内注射；休息 6 天，第 15 天开

始下一疗程。② 0.4mg/（kg·d）（每天最大量 25mg）或 20mg/d，第 1～5 天肌内注射，不需要 CVF 解救；休息 9 天，第 15 天开始下一疗程。③ 30～50mg/m²，每周 1 次肌内注射，不需要 CVF 解救，但多认为效果欠佳，不建议使用。

5-FU 单药化疗方案：28～30mg/（kg·d），溶于 500ml 5% 葡萄糖液中，行缓慢静脉滴注，每次滴约 8 小时左右（太快毒性则大），8～10 天为一疗程，休息 2 周后开始下一疗程。但由于使用过程中，需要住院，耗时长，目前也多不作为首选。

VP-16 单药化疗方案：100 mg/（m²·d）×5d，静脉注射，休息 9 天，第 15 天开始下一疗程。但由于担心 VP-16 所致的第二肿瘤，现已少用。

葡萄胎并发症的处理

24. 子宫穿孔的处理

如果刚开始吸宫，即发现穿孔，应立即停止操作，给予超选择性子宫动脉栓塞术、剖腹探查术或腹腔镜探查术，如进行剖腹探查术或腹腔镜探查术，可根据患者的年龄及对生育的要求，决定剖宫取组织物子宫修补术或子宫切除术。如在葡萄胎组织已基本吸净后才发现穿孔，则应停止操作，严密观察。如无活动性子宫出血也无腹腔内出血征象，可等待 1～2 周后再决定是否再次吸宫。如有活动性子宫出血，应进行超选择性子宫动脉栓塞术或及早剖腹探查术或腹腔镜探查术。如有活动性子宫出血，且超声监测下发现穿孔部位位于宫角，则应尽早进行剖腹探查术或腹腔镜探查术，因为此处血运丰富，非单一子宫动脉供血，单纯进行子宫动脉栓塞术通常效果不佳。

25. 卵巢卵泡膜黄素化囊肿的处理

葡萄胎清除后，随着血清 hCG 水平的下降，大多数卵巢卵泡膜黄素化囊肿常在 2～4 个月后缓慢自然消退，一般均无需特殊处理。但如发生腹痛，怀疑有扭转可能时，应予住院观察。如腹痛不缓解，子宫或囊肿发生触痛时，则需及早行剖腹探查术或腹腔镜探查术。如扭转时间不久，卵巢外观尚无很大变化，血运还没有发生障碍，可将各房囊内液穿刺吸出，松解扭转，使卵巢复位，不需手术切除。如扭转时间过久，血运已发生障碍，卵巢已有变质坏死，则只能将病侧卵巢切除而保留健侧卵巢，尤其是年轻妇女，更应尽力争取保留一侧卵巢；有时，也可先松解扭转，静观数分钟，如发现卵巢颜色逐渐好转，渐至恢复正常，则无需切除该侧卵巢，抽出囊内液体足矣，这也有利于保留一侧卵巢，但主要适用于扭转不久的病例。如扭转过久，松解后卵巢颜色无明显恢复，则还以切除为宜。如果卵巢卵泡膜黄素化囊肿处于后穹窿或腹壁下，极易摸到，中间肯定无肠袢，可从后穹窿或腹壁进行穿刺，抽出囊肿内液体，可使扭转缓解，但也限于扭转时间不久，否则穿刺反可引起囊肿破裂。

对于葡萄胎清除后血清 hCG 下降缓慢且合并巨大囊肿（＞10cm）的患者，由于囊腔内有多量的血清 hCG，类似一个储存库，缓慢释放入血，此时可考虑超声下穿刺囊内液。

26. 合并妊娠高血压综合征或心力衰竭的处理

如葡萄胎合并妊娠高血压症状严重，需先对症治疗，待患者情况稍微好转后，再清除葡萄胎组织，但不宜等待过久，因为葡萄胎不排除，一般情况也难以完全恢复。具体处理方法和正常妊娠合并妊娠高血压综合征或心力衰竭基本相同，但心力衰竭患者要注意区分是左侧心力衰竭或右侧心力衰竭，是否合并有肺栓塞。一般情况下，葡萄胎排除后，妊娠高血压综合征和心力衰竭症状即迅速好转。

27. 甲状腺功能亢进的处理

如有发现甲状腺功能亢进，宜在葡萄胎排除前，先用 β-肾上腺阻滞药（如 propanolol），以减少手术时发生甲状腺危象的可能性。由于绒毛所产生的促甲状腺激素半衰期很短，葡萄胎排出后 36 小时，这种危象即不复存在。

葡萄胎清除后的随诊

28. 定期监测血清 β-hCG 是最重要的随诊项目，适当缩短随访时间是合适的

葡萄胎清除后，应每周进行血清 β-hCG 的定量监测，直至血清 β-hCG 正常。由于体外实验显示，10 万个滋养细胞才能产生 1mIU/ml 的血清 β-hCG。因而，当得到第一次正常的血清 β-hCG 时，还可能有许多残留的滋养细胞存在，建议在连续 3 周正常后，改为每月监测 1 次。大样本研究表明，6 个月的随访时间可以发现 98% 的葡萄胎后 GTN，血清 β-hCG 正常后再次升高的发生率 < 1%。因此，缩短 hCG 随访时间可能是合理和安全的，同时还能缩短葡萄胎患者等待再次妊娠的时间。

目前一般建议：如果血清 β-hCG 水平是在第一次清宫术后的 8 周内自然恢复到正常的，则随诊至第一次清宫术后的 6 个月

即可。如果血清 β-hCG 水平是在第一次清宫术后的 8 周以后自然恢复到正常的，则由血清 β-hCG 水平第一次正常之日算起随访 6 个月。鉴于 PHM 恶变率较低，只需随访至血清 hCG 降至正常范围即可。

尽管 6 个月的随访时间并不长，但许多患者，尤其是那些年龄在 35 岁以上的患者，焦急地开始尝试下一次妊娠。此外，对许多患者而言，促性腺激素的随访会引起焦虑。所以基于上述原因和其他原因，不依从推荐随访的情况非常常见。考虑可能减少患者的焦虑、缩短受孕延期时间、增加依从性、降低促性腺激素随访的经济和时间消耗，研究者们已经开始考虑是否可以将葡萄胎后随访期安全地缩短。最近在法国的滋养细胞疾病中心进行了一项前瞻性队列研究，结果表明，血清 hCG 正常后再发生葡萄胎后滋养细胞肿瘤的风险分别是：CHM 后为 0.34%，PHM 后为 0，多胎妊娠共存葡萄胎后为 0.36%。因此，根据这些资料，适当缩短血清 hCG 的随诊时间并不增加 GTN 拖延诊断的风险。目前在英国准许患者随访至正常后 3 个月。然而，缩短的血清 hCG 随访时间要想得到广泛认可，必须在大量患者中进行研究以证明此方法的安全性。

一项纳入几百例患者的研究已一致表明，葡萄胎后的滋养细胞肿瘤不会发生于血清 hCG 水平自然消退至不可测水平（检测敏感性为 5mIU/ml）的患者中。这些病例系列研究强有力地表明，无论对于 CHM 妊娠患者还是 PHM 妊娠患者，显著缩短随访期是合适的。理论上来说，在葡萄胎妊娠中，97% 的患者是可以缩短血清 hCG 随访。

然而，血清 hCG 水平仍然显著升高的妇女发生葡萄胎后滋养细胞肿瘤的风险高，相同作者的另一项研究阐明了这一点，该研究观察到葡萄胎排出后 4 周，血清 hCG 水平仍然 > 2000mIU/ml 的妇女中，有 64% 发生葡萄胎后滋养细胞肿瘤。

在随诊中，如发现血清 β-hCG 下降至一定程度即不再下降，并有持续阴道出血，则宜再次行清宫术，以除外残存葡萄胎。清宫术后血清 β-hCG 如果持续不正常，则应认为是葡萄胎后滋养细胞肿瘤。如患者出现咯血、胸部或肺 CT 提示有阴影，则是肺转移的表现。发生这些情况，均应及时进行化疗。如果在血清 β-hCG 持续正常后，又发现血清 β-hCG 水平上升，应做盆腔超声检查以排除再次妊娠。

29. 随诊期间的避孕措施

为避免再次妊娠造成诊断上的困难，随诊期间应坚持避孕，即使血清 hCG 水平正常后，仍建议严格避孕至少 6 个月。同时，也需注意以后即便有了一次正常分娩或流产，仍不能完全除外葡萄胎发生恶变的可能，需继续随诊。

推荐使用屏障避孕和口服避孕药避孕。LH 与血清 hCG 的交叉反应在血清 hCG 低水平时可能干扰血清 hCG 的测定，而口服避孕药可抑制 LH 水平减少对血清 hCG 测定的干扰。尽管有文献报道，雌激素有促使滋养细胞生长并增加其侵蚀性的作用，但在大样本的研究中，并未发现口服避孕药增加葡萄胎妊娠进展为 GTN 的风险，因此，对于不愿意或不适合屏障避孕的患者，应用口服避孕药是安全有效的。宫内避孕器使用后易有阴道不规则出血，难以和恶性变区分，一旦发生恶性变也易引起子宫穿孔，因此，在血清 β-hCG 正常之前，不建议使用宫内避孕器。

30. 随诊期间发生的妊娠

关于 6 个月的随诊结束之前发生的妊娠，有很多研究报道，一旦血清 β-hCG 水平有 1 次下降到不可测水平，再次发生恶性变的风险极其低，再次妊娠的结果通常良好，这就明显降低了尽早妊娠的顾虑，因此，如果发生妊娠，只要在随后妊娠中的早孕晚期进行超声检查提示胎儿发育正常者，就不必终止妊娠。另外，随后妊娠过程中的任何自然流产或治疗性流产的妊娠物都应送病理检查，且妊娠终止后 6 ～ 10 周还要进行血清 β-hCG 水平的测定，以排除隐藏的滋养细胞肿瘤。

31. 葡萄胎之后的后续妊娠结局

Vargas 等对新英格兰滋养细胞疾病中心（New England

Trophoblastic Disease Center，NETDC）1965—2013 年记录的 2432 例滋养细胞疾病之后的妊娠进行随访：PHM 后，活产率为 75.0%，自然流产率为 17.9%；CHM 后，活产率为 75.8%，自然流产率为 18.4%。尽管 1 次葡萄胎妊娠后再次葡萄胎妊娠的风险约为 1%（1.4% ~ 2.8%），2 次葡萄胎妊娠后再次葡萄胎妊娠的风险为 1/6（15% ~ 28%），3 次葡萄胎妊娠后再次葡萄胎妊娠的风险为 1/2，但 Vargas 随访结果显示，2 次葡萄胎妊娠史的非家族性重复性葡萄胎妊娠患者，仍有 62.5% 的可能性分娩正常胎儿。

Joneborg 等的一项队列研究对 1973—2009 年于瑞士登记的 3 730 825 例妊娠进行随访，其中 5186 例有葡萄胎妊娠史，观察不良妊娠结局的发生。结果显示，不良妊娠结局与前次葡萄胎妊娠史无明确相关性。葡萄胎妊娠史患者再次妊娠时，妊娠期高血压综合征、胎盘早剥、胎膜早破、胎儿生长受限、胎儿畸形的发生率与一般人群相似；大于胎龄儿、死产和早产的发生风险虽稍增高，但差异甚微。

因此，葡萄胎后再次妊娠可获得良好的预后，不增加不良妊娠结局的发生风险。

葡萄胎清宫术后滋养细胞肿瘤的诊断标准

32. 在除外残存葡萄胎后，血清 hCG 下降到一定水平不再下降或下降后又上升就可以诊断为滋养细胞肿瘤

葡萄胎有发展为侵袭性疾病，也就是滋养细胞肿瘤的风险。关于葡萄胎后的 GTN，具有下述条件之一即可诊断：①连续 3 周或 3 周以上（即在第 1 天、第 7 天、第 14 天、第 21 天）测定血清 hCG 共 4 次，其值处于平台（±10%）。②每周测定一次血清 hCG，至少 2 周或 2 周以上（即在第 1 天、第 7 天、第 14 天），血清 hCG 升高（> 10%）。③血清 hCG 水平在 6 个月或 6 个月后仍然升高。④出现了转移灶。⑤组织学诊断为绒毛膜癌。但是，在诊断时需要牢记，应排除再次妊娠和葡萄胎残留的可能，需做仔细的盆腔超声检查和胸片检查或肺 CT 检查。如怀疑

为残存葡萄胎则可再次行清宫术，如刮出葡萄胎组织，血清 hCG 水平下降，且持续不再上升，则为残存葡萄胎。如刮出或未刮出葡萄胎组织，血清 hCG 水平持续平台或升高，则应考虑为滋养细胞肿瘤。此时，影像学检查如发现有转移结节或肺出现转移阴影，则可明确诊断。

转移灶可能出现在身体的任何部位，最常见于肺、阴道、肝及脑等部位。但是对于转移灶而言，活检通常没有必要，因为可能导致大量出血。通常采取无创的影像学检查对疾病进行充分的评估，明确转移灶的部位、大小。结合典型的病史、临床症状、血清 hCG 测定等手段，不仅为临床诊断提供有力的证据，而且常常是临床分期和判断预后的依据。

转移灶的动态变化，也是确定治疗效果的重要指标。由于滋养细胞肿瘤很早就发生转移，尤其以肺部最常见，故对于滋养细胞疾病患者，有条件者应行胸片检查和（或）肺 CT 检查，确定有无肺转移。X 线胸片是诊断肺转移的重要检查方法，肺转移最初的 X 线征象表现为肺纹理增粗，后发展为片状或小结节阴影，典型表现为棉球状或团块状阴影。若 X 线胸片未发现转移灶者，一般建议行肺部 CT 检查。若影像学检查提示肺部转移灶 ≥ 3cm 或有多发转移，则建议进一步行脑、肝等部位 CT 或 MRI 检查。CT 对发现肺部较小病灶和脑、肝等部位的转移灶，有较高的诊断价值，而 MRI 主要用于脑部和盆腔病灶的诊断。

另外，腹腔镜检查可以诊断子宫病灶及盆腔、腹腔转移病灶，存在消化道出血症状应行消化道内镜检查，如存在血尿症状，应行 IVP 和膀胱镜检查，明确诊断。

葡萄胎清宫术后持续性低水平血清 hCG 升高的处理

33. 持续性低水平血清 hCG 升高

持续性低水平血清 hCG 升高是指患者的血清 hCG 呈低水平升高（一般 < 250mIU/ml），至少持续 3 个月以上，但体检及影像学检查未发现病灶，而治疗（包括化疗及手术）不能使血清 hCG 降低。

34. 假性低水平血清 hCG 升高

假性低水平血清 hCG 升高是指患者血清 hCG 测定值呈低水平升高，但实际上其血清中并不真正存在异常水平的血清 hCG。这种升高是由于测定方法导致的一种假象。

人体内存在能与动物抗体结合的嗜异性抗体，是造成假性低水平血清 hCG 升高的根本原因。这是由血清 hCG 测定的免疫原理所决定的，血清 hCG 测定所使用的固定抗体和标记抗体为动物源性，具有免疫原性，人体能够产生相应的嗜异性抗体。这些嗜异性抗体能够连接测定血清 hCG 时使用的固定抗体和标记抗体，从而模拟了血清 hCG 免疫活性，造成测定值的假性升高。由于造成假性低水平血清 hCG 升高的嗜异性抗体仅见于血清，且不同试剂盒针对的抗原 – 抗体结合位点不同，因而假性低水平血清 hCG 升高有如下特点：①不同药盒的测定值相差 5 倍以上；②血清 hCG 阳性，而尿中测不到；③血清中不存在血清 hCG 成分（β 核心片段）也呈阳性；④使用嗜异性抗体阻断药能够避免或降低假性低水平血清 hCG 升高。同样由于嗜异性抗体的存在，假性低水平血清 hCG 升高患者的其他标记物或激素（如 CA125、前列腺特异抗原、甲状腺激素等）也会呈现假性升高，临床上应当注意加以甄别。

值得注意的是，许多假性低水平血清 hCG 升高患者在化疗和（或）手术等治疗后会出现短暂的测定值下降，这是由于免疫系统受到抑制导致的嗜异性抗体下降造成的，这在临床上可能导致进一步的混淆。

35. 垂体来源的真性低水平血清 hCG 升高

早在 20 年前，人们已经发现，垂体能产生极少量的血清 hCG，这在围绝经期妇女中尤为常见。美国 hCG 会诊中心 1998—2003 年共收集到 7 例垂体来源的真性低水平血清 hCG 升高，所有患者在使用激素替代治疗后，血清 hCG 均可下降。

36. 静止期滋养细胞疾病

静止期滋养细胞疾病（quiescent trophoblastic disease，GTD）分为两类：一类是葡萄胎患者清宫术后，血清 hCG 在下降到一定水平后持续呈低水平升高；另一类是妊娠滋养细胞肿瘤患者治疗后，血清 hCG 下降到一定水平后持续呈低水平升高。发生这种情况的原因认为是由于存在一小灶（或可能单个）散发的、已分化的合体滋养细胞，产生少量稳定数量的血清 hCG，只要没有细胞滋养细胞或中间型滋养细胞，通常不进展到侵袭性疾病。

典型特征是：临床征象及影像学检查均未发现子宫及子宫以外病灶；化疗及手术无法使血清 hCG 降至正常水平，可能是由于这些细胞生长缓慢，犹如正常细胞。不应对这些患者进行化疗，但需要密切随诊，因为约有 6% ～ 10% 的患者最终会进展为活动的 GTN，需要治疗。

葡萄胎清宫术后持续性低水平血清 hCG 升高是一种少见情况，尽管《FIGO2015 妇癌报告》推荐葡萄胎清宫术后 6 个月血清 hCG 仍异常的患者需要治疗，但从一项包括 13 960 例葡萄胎患者的研究中发现，葡萄胎清宫术后 6 个月血清 hCG 持续异常但仍在下降的 76 例患者中，66 例患者继续期待观察，其中 65 例患者在随后的时间内血清 hCG 自然降至正常。由此说明，即使葡萄胎清宫术后超过 6 个月，只要血清 hCG 在下降，观察也是安全的，血清 hCG 下降代表残存葡萄胎组织的自然消退。

高糖化 hCG（hyperglycosylate hCG，H-hCG）是血清 hCG 的变种之一，系由侵袭性细胞滋养细胞产生，体外培养发现，H-hCG 能够促进滋养细胞的侵袭性，故称为侵袭性滋养细胞抗原（invasive trophoblastic antigen，ITA）。在孕早期以及 GTN 时，H-hCG 所占比例较高。对静止期滋养细胞疾病患者，应该每月监测血清 hCG，并建议避孕。随诊过程中，如出现 GTN 的表现，或总血清 hCG 翻两番或 H-hCG 升高到总血清 hCG 的 20% 以上，可按 GTN 治疗，治疗方法和预后均与一般 GTN 相同。

葡萄胎的少见类型

37. 异位葡萄胎

葡萄胎亦可发生于宫腔以外的部位，即为异位葡萄胎，其临床表现与一般异位妊娠相似，手术前难以获得诊断。异位葡萄胎亦有恶性变，与原发卵巢绒毛膜癌有时难以鉴别，通过病灶位置、病史等资料可获得提示。如能取得病灶进行基因分析，则继发于葡萄胎者具有父、母两系来源，而原发者仅有母系来源。

38. 多胎妊娠中葡萄胎与正常胎儿共存

葡萄胎可以和正常胎儿共存，此种情况极为罕见，发生率为1/10万～1/2.2万。有文献报道，自然流产的发生率为40%，早产率为36%，先兆子痫前期发生率为20%，并罕见肺栓塞症状。目前对其处理，缺乏足够的指导性资料。双胎之一可能为CHM

也可能为 PHM。与单纯的葡萄胎相比，它的诊断一般较晚，患者的子宫更大，血清 hCG 水平更高，发生并发症的概率更高。双胎之一为葡萄胎的孕妇常在妊娠 20 周之前，由于严重阴道出血或其他并发症，导致妊娠终止，部分患者可将妊娠维持至 20 周以上，但发生晚孕期出血及早产的概率较高。成功分娩正常存活婴儿的概率约为 25% ~ 40%，妊娠后持续性滋养细胞疾病的风险并没有明显增加，且均被治愈。也有葡萄胎在三胞胎和四胞胎妊娠中的报道，胎儿丢失的风险 > 90%，需考虑进行选择性减胎。

对这种妊娠情况的处理，应该遵循个体化原则。谨慎起见，一般建议早孕期终止妊娠。对于想继续妊娠者，可以考虑在严密监护下继续妊娠，但必须向孕妇说明在孕期发生阴道出血、早产以及其他严重孕期并发症的可能，还需告知患者出现妊娠滋养细胞肿瘤的可能。孕期需通过详细的超声检查，检查胎儿有无解剖结构异常，特别需注意排除胎儿死亡、胎盘后血肿及其他胎盘异常等潜在并发症。通过羊水穿刺以及绒毛活检，明确胎儿是否有基因异常。分娩后，需仔细检查胎盘，并送病理检查，同时进行血清 hCG 的动态监测。患者若合并有严重的并发症，则需立即终止妊娠。

39. 家族性重复性葡萄胎

家族性重复性葡萄胎（familial recurrent hydatidiform mole，

FRHM）是指一个家族中有 2 个或 2 个以上成员，反复发生 2 次或 2 次以上葡萄胎。其显著特征是，家族成员反复发生葡萄胎或自然流产，几乎没有正常后代，这是一种常染色体隐性遗传疾病。家族性重复性葡萄胎患者中，葡萄胎妊娠的临床表现与散发型葡萄胎无明显差异。家族性重复性葡萄胎患者更换男性伴侣仍发生葡萄胎，表明家族性重复性葡萄胎由卵母细胞因素导致，可能是患者本身的基因缺陷，使卵子母源基因印记无法建立和维持。

家族性重复性葡萄胎的候选基因定位于 19q13.3 ～ 13.4 染色体上一个 15.7cM 区域上，最近的基因研究显示，位于 19q13 染色体上的基因 NLRP7 与大多数家族性重复性葡萄胎相关，NLRP7 是 NLR 蛋白家族的成员，负责炎症的细胞内调控。IL-1β 在胚泡植入和滋养细胞侵袭入子宫肌层的过程中表达，NLRP7 可负性调节 IL-1β。近来研究发现，位于 C6orf22 染色体上的基因 KHDC3L 的突变与家族性重复性葡萄胎相关，14%NLRP7 阴性的家族性重复性葡萄胎患者可检测出 KHDC3L 阳性。NLRP7 和 KHDC3L 基因参与卵母细胞形成，因此，卵子捐赠可能为可行的治疗方案。已有研究报道，少数 NLRP7 基因突变的家族性重复性葡萄胎患者尝试卵子捐赠，3 例获得正常妊娠分娩。

《FIGO 2015 妇癌报告》妊娠滋养细胞疾病诊治指南解读

　　妊娠滋养细胞疾病是一组与异常妊娠相关的少见疾病。包括良性的 PHM 和 CHM，侵蚀性葡萄胎和转移性葡萄胎、绒毛膜癌、胎盘部位滋养细胞肿瘤和上皮样滋养细胞肿瘤。葡萄胎排空后可能发生血清 hCG 持续升高（CHM：15% ～ 20%，PHM：0.1% ～ 5%），也可能发展为绒毛膜癌，需要进一步的治疗。恶性妊娠滋养细胞疾病也称为妊娠滋养细胞肿瘤。

　　葡萄胎在亚洲一些地区比较常见，发病率高达 2‰ 的妊娠。欧洲和北美洲发病率通常 < 1‰ 的妊娠。近年来，亚洲国家葡萄胎的发生率似乎在减少，可能与经济状况和饮食习惯的改善以及出生率下降相关。绒毛膜癌的发病率很难估算。因为其罕见，并且临床上由于缺乏组织病理学证据，很难将发生于葡萄胎后的绒毛膜癌与侵蚀性葡萄胎区分开来。据报道，绒毛膜癌发病率大约

1/4 万～ 9/4 万的妊娠，发病率一直在下降。胎盘部位滋养细胞肿瘤和上皮样滋养细胞肿瘤比绒毛膜癌更罕见。

40. 妊娠滋养细胞疾病的遗传学和病理学

（1）葡萄胎

CHM 的典型组织学特点是有水池形成，滋养细胞增生，没有胎儿成分。在 PHM 中，绒毛水肿和滋养细胞增生不够明显，并可见胎儿成分，如胎儿细胞。水肿性自然流产的妊娠物和 PHM 相似。

细胞遗传学可以帮助将 CHM 与 PHM 和 HA 区分开来。通常情况下，CHM 是二倍体，具有 46，XX 染色体，其两个 X 来自父系，而 PHM 是三倍体，有母系和父系来源。HA 通常有 46，XX 或 46，XY，来自父母双方。印迹基因 *p57Kip2* 的免疫组织化学染色可以帮助显示母系基因的存在，而排除 CHM。

极少数情况下，侵蚀性葡萄胎和转移性葡萄胎可以通过切除子宫或转移灶来诊断。

（2）绒毛膜癌

绒毛膜癌是一种恶性肿瘤，无绒毛存在，有异常合体滋养细胞和细胞滋养细胞、坏死和出血。可能会侵入子宫和周围器官，常有远处转移，特别是转移到肺，有时也可转移到肝、脾、肾、肠和脑等部位。

（3）胎盘部位滋养细胞肿瘤

胎盘部位滋养细胞肿瘤源于胎盘床侵入子宫肌层的母体面上的单核中间型滋养细胞。大小和外观不一，可能是棕褐色或淡黄色坏死灶，平均约 5cm 大小。肿瘤细胞有不规则的核膜，核深染，强嗜酸性或双染性细胞质，无绒毛结构。肿瘤细胞对人胎盘催乳素（hPL）有强烈而广泛的反应，对血清 hCG 只有局灶性反应。必须与良性的超常胎盘部位反应区分开来，后者 Ki67 指数较低。

（4）上皮样滋养细胞肿瘤

上皮样滋养细胞肿瘤是绒毛膜型中间型滋养细胞的病变。通常显示为一个独立、出血、实性和囊性的病变，病变可能在宫底、子宫下段、宫颈管，甚至阔韧带。组织学上，中间型滋养细胞岛的周围有广泛坏死，并且与玻璃样变基质有关。肿瘤对 hPL、血清 hCG、细胞角蛋白和抑制素 -α 呈局灶性免疫反应，可以通过 *p63* 免疫染色阳性与胎盘部位滋养细胞肿瘤区分开。上皮样滋养细胞肿瘤可以与绒毛膜癌或胎盘部位滋养细胞肿瘤共存。新出现的数据表明，非典型的胎盘部位结节（APSN）可以共存和（或）先于上皮样滋养细胞肿瘤和胎盘部位滋养细胞肿瘤存在，这表明非典型的胎盘部位结节至少不能算是一个良性病变。

41. 妊娠滋养细胞疾病的临床表现、检查和诊断

（1）葡萄胎

葡萄胎最常见的表现是在妊娠期间阴道异常出血。随着早期妊娠并发症超声评估的普及，葡萄胎通常在早孕期间得到诊断。因此，妊娠剧吐、甲状腺功能亢进症、先兆子痫、肺动脉滋养细胞栓塞和子宫大于相应孕周的典型临床表现，现在已很少见。

在早孕期的 CHM 中，超声检查可能不会出现 CHM 的典型落雪征。胎儿部分缺失、胎盘囊性外观和孕囊变形可能提示早期葡萄胎。因此，有些葡萄胎妊娠仅在自然流产清宫后的组织学检查时才得到诊断。

（2）妊娠滋养细胞肿瘤

葡萄胎后发生的妊娠滋养细胞肿瘤通常通过血清 hCG 的监测得到诊断，患者一般无症状。2000 年，FIGO 妇科肿瘤委员会会议中根据血清 hCG 水平的变化，组织学和特定的检查对葡萄胎后 GTN 的定义达成了一致意见（表 1、表 2）。

表 1 葡萄胎后妊娠滋养细胞肿瘤的 FIGO 诊断标准

- 4 次测定血清 hCG 呈平台，至少维持 3 周或更长；也就是说，在第 1 天、第 7 天、第 14 天、第 21 天测量，血清 hCG 超过 3 周或更长时间呈平台状
- 连续 3 次测定，血清 hCG 呈上升水平，至少维持 2 周或以上；也就是说，在第 1 天、第 7 天、第 14 天测量，血清 hCG 至少 2 周持续上升
- 血清 hCG 水平持续异常达 6 个月或更长
- 有绒毛膜癌的病理诊断

表 2　妊娠滋养细胞肿瘤的检查方法

- 胸部 X 线适用于诊断肺转移，用于计算肺转移的数目来评估风险得分。也可使用肺 CT
- 肝转移可以通过超声或 CT 诊断
- 脑转移可通过 MRI 或 CT 诊断

（3）人绒毛膜促性腺激素的监测

监测妊娠滋养细胞肿瘤时，应该使用能够检测到所有形式血清 hCG 的测定方法，如血清 β-hCG、核心 hCG、羧基末端 hCG、缺刻 - 游离 β、β 核心、优选的高糖基化形式等都可以检测到，与用于检测常规妊娠试验的测定方法不同。排除因嗜异性抗体引起的假阳性后，持续性血清 hCG 水平低的患者应随访，因为有些患者可能伴随不断上升的血清 hCG 水平而发展成妊娠滋养细胞肿瘤。

（4）来源于非葡萄胎妊娠的妊娠滋养细胞肿瘤

只有大约 50% 的妊娠滋养细胞肿瘤继发于葡萄胎，余下的可以继发于自然流产、异位妊娠或足月妊娠，这三种妊娠终止后，没有推荐也要进行血清 hCG 监测。所以，临床上会表现为程度不等的阴道异常出血；可出现腹部、肺部或脑部等转移部位的出血；也可出现脊柱或脑转移引起的神经症状。在对有异常表现的患者进行鉴别诊断时，应该想到有 GTN 的可能，此时应该进行血清 hCG 监测。

42. 妊娠滋养细胞疾病的治疗

（1）葡萄胎的治疗

葡萄胎清宫术应由有经验的妇科医生进行，特别是子宫体积大于妊娠 16 周，理想的情况应在超声引导下进行。在扩宫和清宫术开始后使用催产素可以减少大出血的风险。如果没有持续性出血，通常不需要二次施清宫术。除非有并发症的存在，否则没有子宫切除术的指征。

为早期诊断葡萄胎后的滋养细胞肿瘤，清宫术后监测血清 hCG 进行随诊非常重要。最近的数据显示，妊娠滋养细胞肿瘤很少发生在血清 hCG 自然恢复到正常的患者，因此现在推荐避孕只需 6 个月而非 1 年。在血清 hCG 恢复正常后的监测期间，如果意外怀孕不需要终止妊娠。现在的数据也表明口服避孕药是安全的。

单次葡萄胎后复发的风险较低（0.6% ～ 2%），但连续葡萄胎妊娠后再次发生葡萄胎的机会大大提高。据报道，重复性葡萄胎妇女中存在 *NLRP7* 和 *KHDC3L* 基因突变。

（2）正常妊娠合并葡萄胎的治疗

葡萄胎很少共存于一个正常妊娠，通常是超声诊断。虽然自然流产风险高，仍有约 40% 患者最终活产，而且并不明显增加妊娠滋养细胞肿瘤的风险。因此，若不存在并发症且基因和超声检查正常，可以允许继续妊娠。

（3）妊娠滋养细胞肿瘤的治疗

妊娠滋养细胞肿瘤的主要治疗是化疗，化疗方案取决于分期和分类。表3为2000年FIGO临床分期和分类；表4为FIGO/WHO预后评分系统，评分6分及以下为低危，6分以上为高危。

表3　2000年FIGO妊娠滋养细胞肿瘤的分期和分类

FIGO 分期	描述
I	妊娠滋养细胞肿瘤严格局限于子宫体
II	妊娠滋养细胞肿瘤扩散到附件或阴道，但局限于生殖系统
III	妊娠滋养细胞肿瘤扩散到肺部，有或无生殖道受累
IV	所有的其他部位转移

表4　FIGO/WHO预后评分系统

FIGO/WHO 危险因素评分	0	1	2	4
年龄	< 40	≥ 40	—	—
前次妊娠	葡萄胎	流产	足月产	—
距成因性妊娠的时间间隔（月）	< 4	$4 \sim 6$	$7 \sim 12$	> 12
治疗前血清 hCG 水平（mIU/ml）	$< 10^3$	$10^3 \sim < 10^4$	$10^4 \sim < 10^5$	$\geq 10^5$
最大病灶直径（包括子宫，cm）	—	$3 \sim 4$	≥ 5	—
转移部位	肺	脾、肾	胃肠道	脑、肝
转移灶数目	—	$1 \sim 4$	$5 \sim 8$	> 8
既往化疗失败史	—	—	单药	两药及以上

注：为了分期和计算危险因素评分，患者的诊断用罗马数字 I、II、III 或 IV 来表示分期。用冒号分开，随后用阿拉伯数字表示实际风险因子分数总和。例如：Stage II：4，Stage IV：9。每一患者都需要分期和评分。

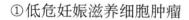

①低危妊娠滋养细胞肿瘤

表 5 列出了低危妊娠滋养细胞肿瘤患者的化疗方案，用 MTX 或 Act-D 单药方案治疗。2012 年 Cochrane 系统评价，在包括 513 例患者的 5 个随机对照试验的研究中，显示 Act-D 似乎优于 MTX[风险比（RR）：0.64；95% 置信区间（CI）：0.54 ～ 0.76]。MTX 比 Act-D 治疗失败更多（RR：3.81；95%CI：1.64 ～ 8.86）。目前正在进行一项进一步的试验研究，不仅比较 Act-D 和多次 MTX 方案之间的疗效，还在比较二者之间的不良反应和对生活质量的影响。

如果对第一个单药治疗反应良好，但血清 hCG 平台在治疗期间仍高于正常水平，或者由于不良反应妨碍了足够剂量或治疗频率，可改为另一种单药化疗。如果对单药化疗反应不佳，血清 hCG 水平显著升高，出现转移灶，或对替换的单药化疗抵抗，应联合多药化疗。英国有研究表明，当血清 hCG 的水平 < 100mIU /mL 或 300mIU /mL 时，改用 Act-D 单药化疗会有良好的反应，否则需要使用多药联合化疗。

血清 hCG 水平恢复正常之后，巩固化疗 2 ～ 3 个疗程将会减少复发的机会，完全缓解率接近 100%。

表 5 低危妊娠滋养细胞肿瘤的单药化疗方案

- MTX-FA 8 天方案（50mg MTX 肌内注射，第 1 天、第 3 天、第 5 天、第 7 天。15mg 亚叶酸口服，MTX 注射后 24 小时开始，即第 2 天、第 4 天、第 6 天、第 8 天）；每 2 周重复
- MTX 0.4mg/kg（最多 25mg）静脉注射或肌内注射 5 天，每 2 周 1 次
- Act-D 脉冲给药 1.25mg/m² 静脉注射，每 2 周 1 次
- Act-D 0.5mg 静脉注射 5 天，每 2 周 1 次
- 其他：MTX 30 ～ 50mg/m² 肌内注射，每周 1 次；MTX 300mg/m² 静脉注射，每 2 周 1 次；5-FU，依托泊苷

缩略词：MTX-FA：甲氨蝶呤 – 亚叶酸。

②高危妊娠滋养细胞肿瘤

多药联合化疗方案用于治疗高危妊娠滋养细胞肿瘤。尽管 Cochrane 系统评价没能发现最好的联合化疗方案，但最常用的是 EMA-CO（VP-16、MTX、Act-D、环磷酰胺、长春新碱）（表 6），完全缓解率约为 85%，5 年总生存率为 75% ～ 90%。然而，合并肝和（或）脑转移的患者结局较差。

表 6 EMA-CO 方案

	治疗方案	第 1 天	第 2 天	第 8 天
EMA 部分	VP-16	100mg/m² 静脉注射 30 分钟以上	100mg/m² 静脉注射 30 分钟以上	
	Act-D	0.5mg 静脉推注	0.5mg 静脉推注	
	MTX	100mg/m² 静脉推注 200mg/m² 静脉注射 12 小时以上		
	亚叶酸解救		15mg 肌内注射或口服，每 12 小时 1 次共 4 次（MTX 注射后 24 小时开始）	

续表

治疗方案	第 1 天	第 2 天	第 8 天
CO 部分　长春新碱			$1mg/m^2$ 静脉推注（最多 2mg）
环磷酰胺			$600mg/m^2$ 静脉注射 30 分钟以上

注：EMA 部分、CO 部分每周交替使用。

③超高危妊娠滋养细胞肿瘤和补救治疗

在由 FIGO 分期和分类定义的高危组患者中，合并肝、脑或广泛转移的评分 ≥ 12 分的高危亚组患者，对一线多药联合化疗反应不良。

合并严重疾病患者，给予标准化疗可能会引起严重的骨髓抑制导致出血、败血症，甚至多器官衰竭。可通过使用较低剂量和减少频率的方案来避免，如 VP-16 $100mg/m^2$，顺铂 $20mg/m^2$ 第 1 天和第 2 天，每周重复，治疗 1 ～ 3 周后再开始常规的化疗方案。

合并肝或脑转移或评分非常高的患者，EP（VP-16 和顺铂）-EMA 或其他更密集的化疗方案（表 7）可能会产生更好的反应和结果。这些也可用于复发或晚期患者。高危患者应巩固 4 个周期化疗。

表 7　补救化疗方案

- EP-EMA（VP-16、顺铂、MTX、Act-D）
- TP / TE（紫杉醇、顺铂 / 紫杉醇、VP-16）
- MBE（MTX、博来霉素、VP-16）
- VIP 或 ICE（足叶乙苷、异环磷酰胺、顺铂 / 卡铂）
- BEP（博莱霉素、VP-16、顺铂）
- FA（5-FU、Act-RD）
- FAEV（氟尿苷、Act-D、VP-16、长春新碱）
- 高剂量化疗联合自体骨髓或干细胞移植

脑转移患者使用 EMA-CO 方案时，把 MTX 剂量增加到 $1g/m^2$ 将有助于药物穿过血脑屏障，在使用 CO 的同时可以鞘内注射 MTX12.5mg。一些中心在化疗的同时给予全脑放疗（每天 200 cGy，总量 3000 cGy），或使用立体定向放疗治疗脑转移。

④手术的作用

手术在妊娠滋养细胞肿瘤的治疗中具有重要的作用。子宫出血不能控制时常使用子宫动脉栓塞，也可以考虑子宫切除术。有肝、胃肠道、肾和脾等器官出血时，可能需要开腹止血。有脑内出血或颅内压增高时，也需要手术。存在孤立的耐药肿瘤病灶时，切除孤立的颅或肺部结节或子宫可以提高生存率。

⑤放疗的作用

除了治疗脑转移，放疗在妊娠滋养细胞肿瘤的治疗中作用有限，是否比鞘内注射 MTX 有效尚有争议。

（4）胎盘部位滋养细胞肿瘤和上皮样滋养细胞肿瘤的治疗

胎盘部位滋养细胞肿瘤和上皮样滋养细胞肿瘤对化疗的敏感性低于绒毛膜癌。子宫切除术是主要的治疗方式。如果希望保留生育功能，尤其是病灶局限者，可以考虑保守治疗，如刮宫术、宫腔镜切除病灶和化疗。保留生育功能不适用于弥漫性病变。EP-EMA 是最常用的化疗方案。距离末次妊娠 48 个月以上再发病者是最显著的不良预后因素。

43. 妊娠滋养细胞疾病的随访

妊娠滋养细胞肿瘤治疗后，应定期监测血清 hCG 至少 12 个月并需要避孕，以监测复发。尽管有些患者需要进行心理和性心理指导，但其将来的生育、妊娠和后代没有影响。

44. 妊娠滋养细胞疾病诊治指南之我见

尽管中国妊娠滋养细胞疾病的诊治水平已经有了很大的提高，但目前临床上仍存在两大问题，一是诊断过度，二是治疗不规范。

遇到异常妊娠处理后血清 hCG 下降不理想时，首先想到的是罕见的妊娠滋养细胞疾病，而不是先考虑不全流产、吸宫不全、胎盘残留、异位妊娠等常见病，诊断未明确就行化疗的治疗方法。

诊断之后的治疗不规范，包括预防性化疗的指征、化疗药物方案的选择、停药指征、耐药患者的处理、手术的指征和时机等。这些问题都需要引起重视，以便提高临床医生的诊疗水平。

参考文献

1. 黄禾，范辰辰，冯凤芝．葡萄胎的诊治进展．中国医刊，2016，51（1）：40-43.

2. 林荣春，黄妙玲，林仲秋．《FIGO 2015 妇癌报告》解读连载七——妊娠滋养细胞疾病诊治指南解读．中国实用妇科与产科杂志，2016，32（1）：57-60.

3. 赵琰誉，张小为．家族性复发性葡萄胎及相关致病基因的研究进展．生殖与避孕，2016，36（7）：580-584.

4. 祝洪澜，李艺，刘国莉，等．34 例双胎妊娠完全性葡萄胎与正常胎儿共存临床特征的荟萃分析．中国妇产科临床杂志，2015，16（6）：523-527.

5. 吕嬿，冯凤芝，向阳，等．持续性真性低水平人绒毛膜促性腺激素升高 6 例临床特点．协和医学杂志，2015，6（3）：212-215.

6. 计鸣良，赵峻．家族性复发性葡萄胎的分子遗传学及致病基因研究进展．中华妇产科杂志，2015，50（8）：629-631.

7. 郑兴征，吴秉铨，Buza Natalia，等．辅助技术有助于葡萄胎的精确诊断及分型．中华病理学杂志，2015，44（1）：15-20.

8.Berkowitz RS，Goldstein DP. Current advances in the management of gestational

中国医学临床百家

trophoblastic disease.Gynecol Oncol, 2013, 128 (1) : 3-5.

9.Moutte A, Doret M, Hajri T, et al. Placental site and epithelioid trophoblastic tumours: diagnostic pitfalls. Gynecol Oncol, 2013, 128 (3) : 568-572.

10.Sehn JK, Kuroki LM, Hopeman MM, et al. Ovarian complete hydatidiform mole: case study with molecular analysis and review of the literature.Hum Pathol, 2013, 44 (12) : 2861-2864.

11.Lewis GH, DeScipio C, Murphy KM, et al. Characterization of androgenetic/biparental mosaic/chimeric conceptions, including those with a molar component: morphology, p57 immnohistochemistry, molecular genotyping, and risk of persistent gestational trophoblastic disease. Int J Gynecol Pathol, 2013, 32 (2) : 199-214.

12.Griffey RT, Trent CJ, Bavolek RA, et al. "Hook-like effect" causes false-negative point-of-care urine pregnancy testing in emergency patients.J Emerg Med, 2013, 44 (1) : 155-160.

13.Savage PM, Sita-Lumsden A, Dickson S, et al. The relationship of maternal age to molar pregnancy incidence, risks for chemotherapy and subsequent pregnancy outcome.J Obstet Gynaecol, 2013, 33 (4) : 406-411.

14.Simms-Stewart D, Mcdonald G, Fletcher H, et al. A review of molar pregnancy at the university hospital of the West Indies over a 16-year period.J Obstet Gynaecol, 2013, 33 (3) : 298-300.

15.Madi JM, Braga AR, Paganella MP, et al. Accuracy of p57KIP2 compared with genotyping for the diagnosis of complete hydatidiform mole: protocol for a systematic review and meta-analysis. Syst Rev, 2016, 5 (1): 169.

16.Sasaki S, Sasaki Y, Kunimura T, et al.Clinical Usefulness of Immunohis-tochemical Staining of p57 kip2 for the Differential Diagnosis of Complete Mole. Biomed Res Int, 2015, 2015: 905648.

17.Rohilla M, Singh P, Kaur J, et al. Individualistic approach to the management of complete hydatidiform mole with coexisting live fetus. Eur J Obstet Gynecol Reprod Biol, 2015, 191: 39-42.

18.Banerjee D, Barsode SD, Basu P. Management of Gestational Trophoblastic Diseases-An Update. Rev Recent Clin Trials, 2015, 10 (4): 255-262.

19.Jindal R, Deepak D, Ghosh GC, et al.Pregnancy presenting as hyperthyroidism with negative urine pregnancy test. BMJ Case Rep, 2014, 2014.

20.Buza N, Hui P. Immunohistochemistry and other ancillary techniques in the diagnosis of gestational trophoblastic diseases. Semin Diagn Pathol, 2014, 31 (3): 223-232.

21.Vargas R, Barroilhet LM, Esselen K, et al. Subsequent pregnancy outcomes after complete and partial molar pregnancy, recurrent molar pregnancy, and gestational trophoblastic neoplasia: an update from the New England Trophoblastic Disease Center. J Reprod Med, 2014, 59 (5-6): 188-194.

22.Gadducci A, Lanfredini N, Cosio S.Reproductive outcomes after hydatiform mole and gestational trophoblastic neoplasia. Gynecol Endocrinol, 2015, 31 (9): 673-678.

23.Anderson Z，Larson E，Khan M，et al. False Negative Urine Pregnancy Testing with Complete Molar Pregnancy：An Example of the Hook Effect. S D Med, 2016，69（2）：55-57.

24.Bakhtiyari M，Mirzamoradi M，Kimyaiee P，et al. Postmolar gestational trophoblastic neoplasia: beyond the traditional risk factors. Fertil Steril, 2015, 104（3）：649-654.

25.Braga A，Maestá I，Matos M，et al.Gestational trophoblastic neoplasia after spontaneous human chorionic gonadotropin normalization following molar pregnancy evacuation. Gynecol Oncol，2015，139（2）：283-287.

26.Candelier JJ. Complete hydatidiform mole. Med Sci（Paris），2015，31（10）：861-868.

27.de Marcillac F，Akladios CY，Hui-bon-hoa I，et al. Twin pregnancy with complete hydatiform mole and coexistent fetus：Report of 4 cases and review of literature. J Gynecol Obstet Biol Reprod（Paris），2015，44（9）：840-847.

28.Eagles N，Sebire NJ，Short D，et al. Risk of recurrent molar pregnancies following complete and partial hydatidiform moles. Hum Reprod，2015，30（9）：2055-2063.

29.Giorgione V，Cavoretto P，Cormio G，et al.Prenatal Diagnosis of Twin Pregnancies with Complete Hydatidiform Mole and Coexistent Normal Fetus：A Series of 13 Cases. Gynecol Obstet Invest，2016.

30.Gockley AA，Melamed A，Joseph NT，et al. The effect of adolescence and advanced maternal age on the incidence of complete and partial molar pregnancy. Gynecol Oncol, 2016, 140 (3): 470-473.

31.He Y, Li FT, He XX, et al. Rapid prenatal diagnosis of complete mole with co-existing twin by QF-PCR analysis. J Obstet Gynaecol, 2015, 35 (5): 526-544.

32.Li XL, Du DF, Chen SJ, et al.Trends in ectopic pregnancy, hydatidiform mole and miscarriage in the largest obstetrics and gynaecology hospital in China from 2003 to 2013. Reprod Health, 2016, 13 (1): 58.

33.Ngan HY, Seckl MJ, Berkowitz RS, et al. Update on the diagnosis and management of gestational trophoblastic disease. Int J Gynaecol Obstet, 2015, 131 Suppl 2: S123-126.

34.Pradjatmo H, Dasuki D, Dwianingsih EK, et al. Malignancy risk scoring of hydatidiform moles. Asian Pac J Cancer Prev, 2015, 16 (6): 2441-2445.

35.Sheik S, Al-Riyami N, Mathew NR, et al. Twin Pregnancy with a Complete Hydatidiform Mole and a Coexisting Live Fetus: Rare entity. Sultan Qaboos Univ Med J, 2015, 15 (4): e550-553.

36.Sun SY, Goldstein DP, Bernstein MR, et al. Maternal Near Miss According to World Health Organization Classification Among Women with a Hydatidiform Mole: Experience at the New England Trophoblastic Disease Center, 1994-2013. J Reprod Med, 2016, 61 (5-6): 210-214.

37.Sun SY, Melamed A, Goldstein DP, et al. Changing presentation of complete hydatidiform mole at the New England Trophoblastic Disease Center over the past three decades：does early diagnosis alter risk for gestational trophoblastic neoplasia？ Gynecol Oncol，2015，138（1）：46-49.

38.Sun SY，Melamed A，Joseph NT，et al. Clinical Presentation of Complete Hydatidiform Mole and Partial Hydatidiform Mole at a Regional Trophoblastic Disease Center in the United States Over the Past 2 Decades. Int J Gynecol Cancer, 2016, 26 (2)：367-370.

出版者后记

Postscript

1 年时间，365 个日夜，300 位权威专家对每本书每个细节的精雕细琢，终于，我们怀着忐忑的心情迎来了《中国医学临床百家》丛书的出版。我们科学技术文献出版社自 1973 年成立即开始出版医学图书，40 余年来，医学图书的内容和出版形式都发生了很大变化，这些无一不与医学的发展和进步相关。

近几年，中国的临床医学有了很大的发展，在国际医学领域也开始崭露头角。以北京天坛医院牵头的 CHANCE 研究成果改写美国脑血管病二级预防指南为标志，中国一批临床专家的科研成果正在走向世界。但是，这些权威临床专家的科研成果多数首先发表在国外期刊上，之后才在国内期刊、会议中展现。如果出版专著，又为多人合著，专家个人的观点和成果精华被稀释。

为改变这种零落的展现方式，作为科技部所属的唯一一家出版机构，我们有责任为中国的临床医生提供一个系统展示临床研究成果的舞台。为此，我们策划出版了这套高端医学专著——《中国医学临床百家》丛书。"百家"既指临床各学科的权威专家，也取百家争鸣之义。

丛书中每一本书阐述一种疾病的最新研究成果及专家观点，按年度持续出版，强调医学知识的权威性和时效性，以期细致、连续、全面展示我国临床医学的发展历程。与其他医学专著相比，本丛书具有出版周期短、持续性强、主题突出、内容精练、阅读体验佳等特点。在图书出版的同时，同步通过万方数据库等互联网平台进入全国的医院，让各级临床医生和医学科研人员通过数据库检索到专家观点，并能迅速在临床实践中得以应用。

在与专家们沟通过程中，他们对丛书出版的高度认可给了我们坚定的信心。北京协和医院邱贵兴院士表示"这个项目是出版界的创新……项目持续开展下去，对促进中国临床学科的发展能起到很大作用"。北京大学第一医院霍勇教授认为"百家丛书很有意义"。复旦大学附属华山医院毛颖教授说"中国医学临床百家给了我们一个深度阐释和抒发观点的平台，我愿意将我的学术观点通过这个平台展示出来"。我们感谢这么多临床专家积极参与本丛书的写作，他们在深夜里的奋笔，感动着我们，鼓舞着我们，这是对本丛书的巨大支持，也是对我们出版工作的肯定，我们由衷地感谢！

　　在传统媒体与新兴媒体相融合的今天，打造好这套在互联网时代出版与传播的高端医学专著，为临床科研成果的快速转化服务，为中国临床医学的创新及临床医生诊疗水平的提升服务，我们一直在努力！

科学技术文献出版社

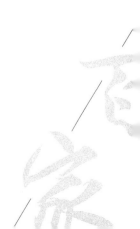